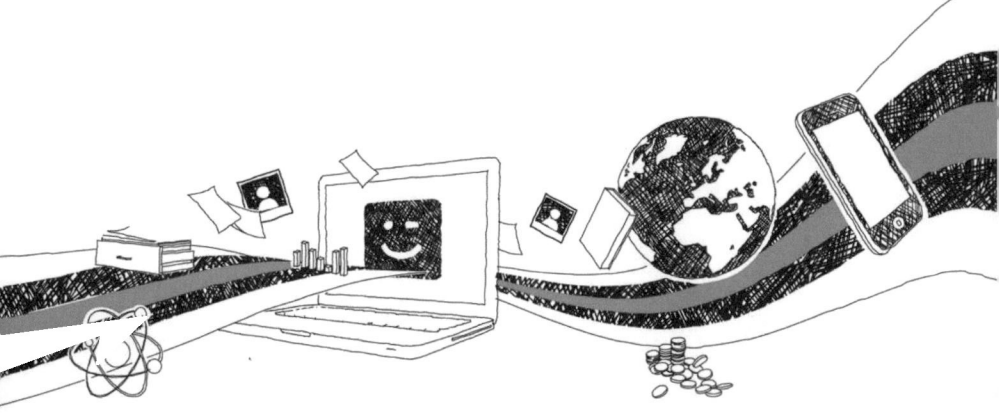
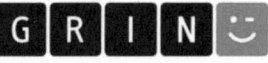

# Die Auswirkungen von Zucker auf die Lernfähigkeit

Lina Mätzschker (geb. Bongert)

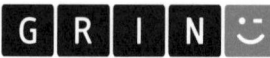

**Bibliografische Information der Deutschen Nationalbibliothek:**

Die Deutsche Nationalbibliothek verzeichnet diese Publikation in der Deutschen Nationalbibliografie; detaillierte bibliografische Daten sind im Internet über http://dnb.d-nb.de abrufbar.

ISBN: 9783346478580
Dieses Buch ist auch als E-Book erhältlich.

© GRIN Publishing GmbH
Nymphenburger Straße 86
80636 München

Druck und Bindung: Books on Demand GmbH, Norderstedt Germany
Gedruckt auf säurefreiem Papier aus verantwortungsvollen Quellen

Das vorliegende Werk wurde sorgfältig erarbeitet. Dennoch übernehmen Autoren und Verlag für die Richtigkeit von Angaben, Hinweisen, Links und Ratschlägen sowie eventuelle Druckfehler keine Haftung.

Das Buch bei GRIN: https://www.grin.com/document/1066503

H A U S A R B E I T

im Studiengang Dentalhygiene und Präventionsmanagement B. Sc.

Jahrgang: WiSe 2018/19

Modul: StuFu 1

Deutscher Titel:

Auswirkungen von Zucker auf die Lernfähigkeit

eingereicht von:

Lina Bongert

aus Köln

am 04.12.2018

# INHALTSVERZEICHNIS

## ABBILDUNGSVERZEICHNIS

# 1 EINLEITUNG

Der Begriff Zucker ergab sich wahrscheinlich aus dem Sanskrit-Wort *sarkara,* was so viel wie „süß" bedeutet. Daraus entwickelte sich das arabische Wort sukkar, welches sich im europäischen Sprachraum ausbreitete (Rimbach, Nagursky & Ebersdobler, 2015).

Der süße Geschmack ist von Anfang an präsent in unserem Leben. Schon vor der Geburt nehmen die Babys über die Nabelschnur Zucker zu sich. Später, wenn die Kinder dann bereits geboren wurden, bekommen sie Gläser mit Babynahrung oder spezielle Knusperflakes, die ebenfalls Unmengen an Zucker enthalten (Grimm, 2013). So änderte die WHO 2015 ihre Richtlinie zur Aufnahme von Zucker von Erwachsenen und Kindern. Demnach sollen nur noch fünf Prozent der kompletten Tagesenergie aus Zucker bestehen. Dies entspricht 25 Gramm (circa sechs Teelöffel) Zucker am Tag für einen Erwachsenen mit normalem Body Mass Index (BMI) (WHO, 2015). Bei einer Umfrage gaben US-Bürger an sogar die doppelte bis fünffache Menge täglich zu sich zu nehmen (entspricht 10-30 Teelöffel, ca. 50-150 Gramm) (Stegemann & Davis, 2007). Da Zucker für eine Vielzahl von verschiedenen Krankheiten verantwortlich gemacht wird (Grimm, 2003, 2013), ergab sich daraus die Fragestellung, wie sich Zucker auf die Lernfähigkeit auswirkt.

Um dem auf den Grund zu gehen wird zunächst darauf eingegangen was Zucker überhaupt ist und welche Unterschiede es gibt. Darauf aufbauend werden verschiedene Studien und literarische Texte herangezogen, die sich mit Zucker und Lernfähigkeit beschäftigt haben. Abschließend wird unter Berücksichtigung der erworbenen Erkenntnisse ein Fazit gezogen.

## 2 WAS IST ZUCKER?

Alle Arten von Zucker gehören den sogenannten Kohlenhydraten an. Dabei wird zwischen verdaulichen und unverdaulichen Kohlenhydraten differenziert. Ballaststoffe beispielsweise werden den unverdaulichen Kohlenhydraten zugeordnet, da diese den Körper in ihrer weitestgehend ursprünglichen Form wieder verlassen (Yudkin & Lustig, 2012). Im nachfolgenden Abschnitt wird genauer auf die einzelnen Gruppierungen eingegangen.

### 2.1 Monosaccharide, Disaccharide, Polysaccharide

Die verschiedenen Zuckerarten bestehen alle aus Kohlenstoff, Wasserstoff und Sauerstoff, wobei sich lediglich die Anzahl der einzelnen Atome unterscheidet und sie dadurch den verschiedenen Gruppen angehören (Rimbach et al., 2015).

Monosaccharide: Sie besitzen zwei bis sechs Kohlenstoffatome und werden auch als Einfachzucker bezeichnet. Monosaccharide können ohne Verdauung aufgenommen werden (Stegemann & Davis, 2007).

Disaccharide: Sie bestehen aus zwölf Kohlenstoffatomen, da sie zwei miteinander verbundene Monosaccharide enthalten (Stegemann & Davis, 2007).

Polysaccharide: Sie bestehen aus mindestens zehn unterschiedlichen Monosacchariden und werden auch als komplexe Kohlenhydrate bezeichnet (Stegemann & Davis, 2007).

Im nachstehenden Unterkapitel werden die Mono- und Disaccharide nochmals genauer beleuchtet, da diese die größte Relevanz für die Fragestellung haben.

### 2.2 Glukose und co.

Glukose, Fructose und Galaktose sind die Monosaccharide mit signifikanter Wichtigkeit für den Stoffwechsel des Körpers und Lebensmittel (Stegemann & Davis, 2007).

**Glukose** entsteht bei der Verdauung von Disacchariden und Polysacchariden und findet sich vor allem in zahlreichen Obst- aber auch Gemüsesorten. Sie spielt eine große Rolle, da sie als einziger Zucker über die Blutbahn transportiert wird und damit alle Körperzellen mit Nährstoffen versorgt (Stegemann & Davis, 2007).

**Fructose** ist aus Glukose herstellbar und hat unter den Monosacchariden den süßesten Geschmack. Sie kommt natürlicherweise vor allem in Obst, aber auch in Honig vor und wird auch als Levulose bezeichnet (Stegemann & Davis, 2007).

**Galaktose** kommt auf natürliche Weise eher selten vor und ist ein Produkt der Laktose- oder Milchzuckerverdauung. Sie ist Bestandteil des Nervengewebes und wird während der Stillzeit aus Glukose produziert (Stegemann & Davis, 2007).

Disaccharide werden im Verdauungsprozess durch Hydrolyse in Monosaccharide aufgespalten, da sie in ihrer primären Form nicht resorbierbar sind (Stegemann & Davis, 2007).

**Saccharose** besteht aus Glukose und Fruktose und wird am meistens als Haushaltszucker verbraucht. Sie findet sich in zahlreichen Obst- und Gemüsesorten (Stegemann & Davis, 2007).

**Laktose** besteht aus Glukose und Galaktose und ist lediglich in der Säuglingsmilch vorhanden. Buttermilch und Joghurt erhalten durch die Milchsäure, welche durch Fermentierung gewonnen wird, ihren Geschmack (Stegemann & Davis, 2007).

**Maltose** besteht aus Glukose und Glukose und entsteht beim Brauprozess oder beim Backen von Brot. Maltose gibt es nicht auf natürliche Weise (Stegemann & Davis, 2007).

Da nun die Gruppierungen genauer differenziert wurden, wird im folgenden Kapitel auf die wissenschaftlichen Studien und Literaturen eingegangen.

# 3 AUSWIRKUNGEN VON ZUCKER AUF DIE LERNFÄHIGKEIT

In diesem Kapitel werden Studien und literarische Texte herangezogen, die sich mit dem Zuckerkonsum im Zusammenhang mit der Lernfähigkeit auseinandergesetzt haben. Dabei wird zunächst der negative Einfluss von Zucker auf die Lernfähigkeit aufgegriffen.

Agrawal und Gomez-Pinilla (2012) führten eine Studie durch um neue Beweise für die Effekte von Stoffwechselstörungen auf die Gehirnfunktion unter Verwendung des Rattenmodells des Stoffwechselsyndroms, eingeführt durch eine hohe Fructoseaufnahme, zu liefern.

Um die Studie durchzuführen, wurden vierundzwanzig männliche Ratten verwendet. Nachdem sie eine Woche lang mit normalem Rattenfutter akklimatisiert wurden, wurden die Ratten mit dem Barnes Maze Test fünf Tage lang trainiert, um sich mit der Aufgabe vertraut zu machen. Danach wurden die Ratten in zwei Gruppen aufgeteilt. Die eine Gruppe bekam eine Omega-3-Fettsäuren Nahrung, während die andere Gruppe eine Omega-3-Fettsäuren Mangelernährung zugeteilt bekam. Die Gruppen wurden nochmal in jeweils zwei Gruppen gegliedert, in dem jeweils sechs Ratten sechs wochenlang zusätzlich eine 15 prozentige Fructoselösung als Trinkwasser erhielten. Hinzuzufügen ist, dass alle Ratten am Anfang einen ähnlichen kognitiven Stand hatten, da sie alle eine verringerte Latenzzeit am fünften Tag des Barnes Maze Test aufwiesen (A). Nachdem sechs Wochen vergangen waren, in denen die Ratten die verschiedenen Nahrungen erhalten hatten, wurde der Barnes Maze Test erneut durchgeführt um die Merkfähigkeit zu beurteilen. Dabei ergab, dass die Ratten, welche die Omega-3-Fettsäuren Mangelernährung erhalten hatten, einen bedeutenden Anstieg der Latenzzeit aufzeigten, was auf eine Erinnerungsstörung hindeutet. Diese wurde durch die Fructose weiter verstärkt (B).

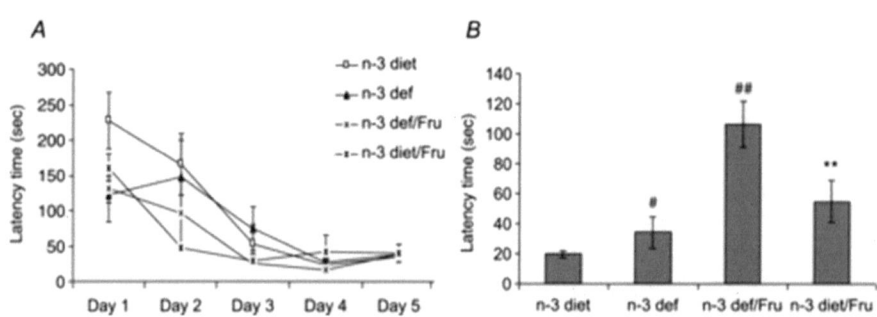

Abbildung. 1: Vergleich der Latenzzeiten im Barnes Maze Test der einzelnen Gruppen vor (A) und nach (B) der Einteilung in die unterschiedlichen Ernährungsweisen (Agrawal & Gomez-Pinilla, 2012, S. 2489).

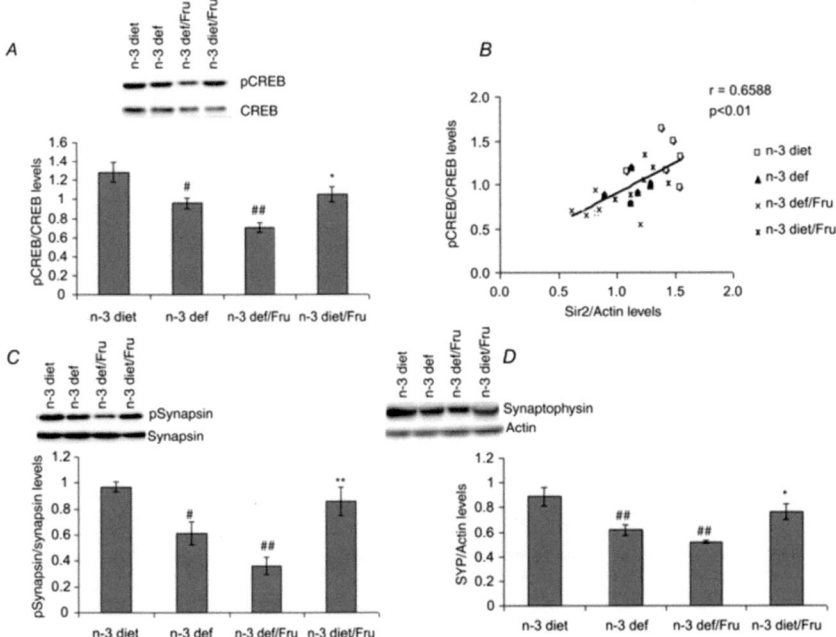

Abbildung 2: CREB Phosphorylierung (A), positiver Zusammenhang zwischen Sir2 Werten und Phosphorylierung (B), Phosphorylierung von Synapsin (C), Synaptophysinwerte (SYP) in den einzelnen Gruppen (D) (Agrawal & Gomez-Pinilla, 2012, S. 2494).

Agrawal und Gomez-Pinilla (2012) untersuchten das cAMP response element binding (CREB) Protein, eine Familie von Transkriptionsfaktoren, die eine wichtige Rolle bei der synaptischen Plastizität und den kognitiven Funktionen spielen, um die Beteiligung von Stoffwechselwegen an der Regulierung der kognitiven Funktionen herauszufinden. Der Mangel an Omega-3-Fettsäuren zeigte eine bedeutende Abnahme bei der Phosphorylierung von CREB, welche durch die Fructosebehandlung verstärkt wurde (A). In der Gruppe, die die Fructoselösung bekam, stieg das Level der CREB Phosphorylierung in Anwesenheit der Omega-3-Fettsäuren Nahrung an, was darauf hindeutet, dass die Gegenwart von Omega-3-Fettsäuren Fructose bedingten Veränderungen in der synaptischen Plastizität über CREB entgegenwirken kann. Die herausgefundene positive Verbindung zwischen Sir2 und CREB zeigt Beteiligung von Sir2 in Plastizität und kognitiver Funktion im Hippocampus an (B). Außerdem wurde auch Synapsin 1 gemessen, eine synaptische Kennzeichnung, die die Freigabe von Neurotransmittern an die Synapse reguliert, und Synaptophysin (SYP), eine Kennzeichnung für das synaptische Wachstum. Es gab einen signifikanten Abfall bei der Phosphorylierung von Synapsin 1 und den

Synaptophysinwerten mit Omega-3 Mangel. Der Konsum von Fructose, in Anwesenheit von Omega-3 Mangel, hat die Aktivierung von Synapsin 1 (C) und dem Synaptophysin-level ebenfalls verringert (D), jedoch wurde mit der Omega-3 Nahrung der gegenteilige Effekt gezeigt. Die Forscher fanden außerdem heraus, dass Fructose die Signalisierung der Insulinrezeptoren beeinflusst. Dafür wurden die Werte der Insulinrezeptoren Tyrosinphosphorylierung und Akt Phosphorylierung in den einzelnen Gruppen untersucht. Die Omega-3-Fettsäuren Mangelernährung in Kombination mit der Fructoselösung beeinflusste die Signalisierung des Insulinrezeptors, was durch eine Verminderung der Tyrosinphosphorylierung im Hippocampus deutlich wurde.

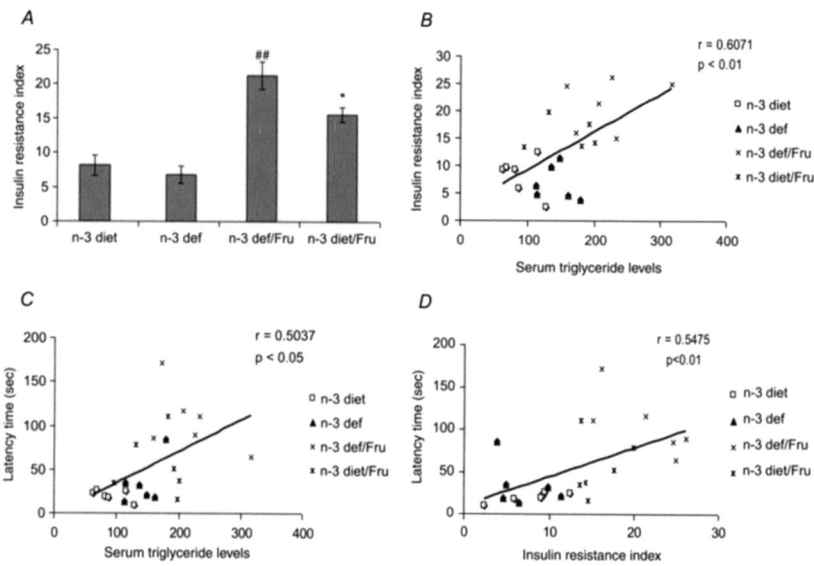

Abbildung 3: Insulinresistenzindex in den unterschiedlichen Gruppen (A), Die Analyse ergab eine positive Verbindung zwischen Insulinresistenzindex in Verbindung mit dem Serum-Triglyzerid Spiegel (B), Latenzzeit und Serum-Triglyzerid Spiegel (C), Latenzzeit und Insulinresistenzindex (D) (Agrawal & Gomez-Pinilla, 2012, S. 2490).

Um nachzuweisen dass eine mögliche Verbindung zwischen unbewussten Stoffwechselveränderungen durch Fructose und kognitivem Verhalten vorliegt, wurde beurteilt ob eine Verbindung zwischen Serum-Triglyzerid und Insulinresistenz mit der Erinnerung existiert. Tatsächlich wurde ein positiver Zusammenhang zwischen dem Triglyzeridwert und dem Insulinresistenzindex gefunden (B), was bedeutet, dass ansteigende Triglyzeridwerte zu dem Anstieg von Insulinresistenz beiträgt. Des Weiteren wurde eine positive Verknüpfung zwischen, durch Fructose bedingte, Merkfähigkeitsstörungen und

Triglyzeridwerten festgestellt. Daraus lässt sich eine Verbindung zwischen Triglyzeriden und Erinnerungsfunktionen ableiten (Agrawal & Gomez-Pinilla, 2012).

Weshalb Insulinresistenz eine wichtige Rolle bei den kognitiven Fähigkeiten einnimmt, wird nachfolgend von Autor und Journalist Grimm erläutert.

Grimm (2003, 2013) beschreibt ebenfalls, dass sich Zucker auf die Lernfähigkeit und das Denkvermögen auswirkt und geht weiterhin auf Insulinresistenz ein. Er erläutert, dass vor allem Kinder, die einen hohen Zuckerkonsum erfuhren, bei Intelligenztests ein schlechteres Ergebnis erzielten und auch schulisch schlechtere Noten erhielten. Außerdem beschreibt er, dass ein Abbau der Leistungsfähigkeit bereits im frühen Kindesalter zu beobachten ist, was für ihn ebenfalls in Korrelation zum Zucker steht. Das Hormon Insulin wird in der Bauchspeicheldrüse produziert und immer dann ausgeschüttet, wenn Zucker konsumiert wird. Wird nun zu viel Zucker konsumiert, muss die Bauchspeicheldrüse ständig Insulin produzieren und wird dadurch überfordert. Irgendwann kann die Bauchspeicheldrüse nicht mehr genug Insulin herstellen. Da die Zellen aber zuvor durch den Überschuss an Insulin unempfindlich dem gegenüber geworden sind, reicht das wenige Insulin, welches noch von der Bauchspeicheldrüse produziert wird, nicht mehr aus. Die grauen Zellen entwickeln eine Insulinresistenz, wodurch diese verhungern und absterben.

Darauf aufbauen lässt sich eine Studie der Berliner Charité, bei der Forscher herausfinden wollten ob höhere glykolisierte Hämoglobinwerte (HbA1c) und Glykosewerte einen negativen Einfluss auf die Erinnerungsleistung und das Hippocampusvolumen, sowie die Mikrostruktur haben. Dafür wurde eine Kohorte von gesunden, älteren, nicht-diabetischen Personen ohne Demenz zusammengestellt (Kerti et al., 2013). Sie testeten dafür bei 141 Probanden, davon 72 Frauen mit einem Durchschnittsalter von 63,1 Jahren, das Gedächtnis mit dem Rey Auditory Verbal Learning Test. Nebensächliche Werte von nüchternen glykolisierten Hämoglobinwerten (HbA1c), Glucose, Insulin und 3-Tesla MRT Aufnahmen mussten erarbeitet werden um das Volumen und die Mikrostrukturen des Hippocampus zu beurteilen, damit die Barrieredichte der grauen Zellen angezeigt werden konnte. Eine lineare Zurückbildung und einfache Vermittlungsmodelle wurden kalkuliert um Verbindungen zwischen Erinnerung, Glukosestoffwechsel und hippocampalen Rahmenbedingungen zu untersuchen. Die Ergebnisse zeigten, dass niedrigere glykolisierte Hämoglobin- und Glykosewerte eine signifikante Verbindung zwischen verzögertem Abruf, Lernfähigkeit und eine Vertiefung der Erinnerung hatten. Mediatoranalysen zeigten, dass nützliche Effekte der niedrigeren glykolisierten Hämoglobinwerte auf die Erinnerung, teilweise durch das Volumen und die Mikrostruktur des Hippocampus, vermittelt wurden. Dadurch kamen die Forscher zu dem Schluss, dass eine chronische

Hyperglykämie einen negativen Einfluss auf die Kognition, wahrscheinlich durch eine Veränderung von Strukturen in lernrelevanten Bereichen des Gehirns, ausübt.

Dem schließt sich eine Studie an, welche Aufschluss darüber geben sollte, ob Nahrung, vor allem Fett und Zucker, für kognitive Mängel verantwortlich ist (Beilharz, Maniam & Morris, 2015). Beilharz et al. stützten sich dabei auf eine Studie von Francis und Stevenson (2011). Dafür wurden gesunde Studenten als Teilnehmer herangezogen. Es zeigte sich, dass Teilnehmer die viel Fett und Zucker konsumierten, schlechter bei Erinnerungsaufgaben, die empfindlich auf die Funktion des Hippocampus reagieren, abschnitten.

Eine weitere Studie führte ebenfalls eine Untersuchung an Menschen durch und kam zu ähnlichen Ergebnissen. Über 4,4 Jahre lang wurden Männer im Alter von 40-79 Jahren für diese Studie eingestellt. Die kognitiven Funktionen wurden mithilfe des Rey-Osterrieth Complex Figure Test (ROCF), der Camden Topographical Recognition Memory (CTRM) Aufgabe und dem Digit Symbol Substitution Test (DSST) beurteilt. Die Forscher fanden heraus, dass ein höherer Glukosewert ein Nachlassen des logischen Denkens andeutete, weshalb sie eine Verbindung zum schlechteren Abschneiden im ROCF und DSST zogen (Overman et al., 2017).

Nachstehend wird nun eine Studie betrachtet, welche sich insofern von den anderen abgrenzt, als dass sie den Konsum von Zucker in Verbindung mit der Lernfähigkeit als gebietsspezifisch empfindet.

Die Studie untersuchte wie sich die Mahlzeiten auf den glykämischen Index (GI) und der glykämischen Last (GL) auf die Kognition und Stimmung bei Kindern auswirkte. Dafür wurden 74 Schulkinder gemischt und wahllos in eine hohe-GL und in eine niedrig-GL Gruppe zugeteilt. Innerhalb ihrer GL-Gruppe erhielten die Kinder hohe-GI und niedrig-GI Frühstücke. Die kognitiven Funktionen wurden 95-140 Minuten nach dem Frühstück ermittelt. Blutzucker und Speichelkortisol wurden zu Behandlungsbeginn, vor und nach den Kognitionstests gemessen. Bei den wiederholten Messungen wurde die Varianzanalyse verwendet um Veränderungen bei den kognitiven Funktionen, der Stimmung, der Glukose und den Kortisolwerten zwischen den Frühstücken festzustellen. Niedrig-GI Mahlzeiten prognostizierten ein Gefühl von mehr Wachsamkeit und Zufriedenheit und weniger Nervosität und Durstgefühl. Hohe-GL Mahlzeiten sagten ein Gefühl von mehr Selbstsicherheit und weniger Lustlosigkeit, Hunger und Durst voraus. Hohe-GI Mahlzeiten senkten den Glukosewert 90 Minuten nach dem Frühstück und senkten die Kortisolwerte. Zu Behandlungsbeginn wurden Stimmung, Glukose und Kortisolwerte bestimmt, wobei die niedrig-GI Mahlzeiten eine bessere deklarativ-verbale Erinnerung und hohe-GI Mahlzeiten ein bessere Wachsamkeit vorhersagten, beachtend, dass die GI Effekte zulässig durch die GL-Gruppen waren. Die Forscher kamen zu dem Schluss, dass GI

Effekte scheinbar gebietsspezifisch sind, würden aber trotzdem sagen, dass ein niedrig-GI hohes-GL Frühstück das Lernen verbessern kann (Micha, Rogers & Nelson, 2011).

Da auf den Seiten zuvor die negativen Auswirkungen beschrieben wurden, soll nun der positive Effekt von Zucker genauer beleuchtet werden.

Trotz der umfänglichen Studien, lässt sich die Vermutung aufstellen, dass Zucker durchaus eine positive Auswirkung auf die kognitiven Fähigkeiten ausübt. Dafür muss erläutert werden, dass Wissen nicht übertragen werden kann, sondern immer vom Lernenden selbst gelernt werden muss. Damit dies funktioniert muss der Lernende über ein bestimmtes Vorwissen verfügen, an das angeknüpft werden kann. Die Aneignung von Wissen hängt aber auch von vielen Faktoren ab, die unwillkürlich ablaufen und auf die die Person keinen direkten Einfluss hat. Hierbei spielt vor allem die Motivation eine große Rolle. Wissensaneignung kann mit dem Prinzip des Motivations-/Belohnungskreislaufs beschrieben werden (Esch, 2014; Roth, 2012).

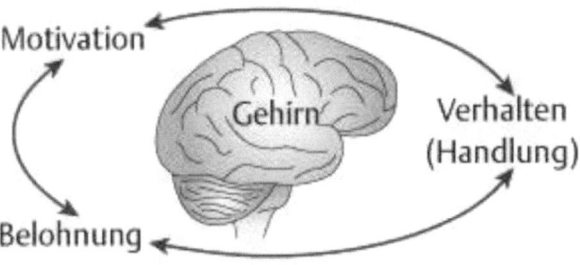

Abbildung 4: Das Prinzip des Motivations-/Belohnungskreislaufs (Esch, 2014, S. 119).

Ist der Lernende motiviert und seine Handlung war erfolgreich, wird dieser belohnt. Die Belohnung findet durch Ausschüttung des Neurotransmitters Dopamin statt (Roth, 2012). Ein Neurotransmitter ist ein Botenstoff der durch einen Nervenimpuls freigesetzt wird und diesen Reiz entweder fortsetzt oder diesen pausiert (Stegemann & Davis, 2007). Der Abbildung ist zu entnehmen, dass dieser Vorgang einem Kreislauf entspricht. Dadurch, dass der Lernende durch Ausschüttung des Dopamins eine Belohnung erfahren hat, ist er motiviert und gewillt weiterzumachen um diese Belohnung erneut zu erhalten. Auch Drogen und verschiedene Lebensmittel können zur Ausschüttung dieses Neurotransmitters beitragen. So wirkt sich auch Zucker auf die Ausschüttung des Dopamins aus (Volkow, Wang, Fowler & Telang, 2008). Wenn der Lernende beispielsweise Schulaufgaben verrichten muss und dabei ein zuckerhaltiges Lebensmittel konsumiert, wird Dopamin ausgeschüttet. Da das Prinzip einem Kreislauf entspricht ist der Lernende motiviert weiterhin Schulaufgaben zu verrichten um diese Belohnung wieder zu erlangen. Er verknüpft also Wissensaneignung mit Belohnung und ist dadurch viel gewillter sich neues Wissen anzueignen. Dieses Verhalten wird auch als operante Konditionierung bezeichnet (Esch, 2014).

# 4 FAZIT

Ziel der vorliegenden Hausarbeit war es zu ermitteln wie sich Zucker auf die Lernfähigkeit auswirkt. Dabei wurden verschiedene Studien und literarische Werke hinzugezogen. Agrawal und Gomez-Pinilla (2012) fanden heraus dass die kognitive Gedächtnisleistung durch einen Omega-3 Mangel beeinträchtigt wird, welche durch die Fruktose sogar noch verstärkt wird. Daraus lässt sich schließen, dass Fruktose für den Rückgang von kognitiven Fähigkeiten eine signifikante Rolle einnimmt. Auch die anderen Studien haben sich hauptsächlich dafür ausgesprochen, dass Zucker einen negativen Effekt auf die Lernfähigkeit hat, da die Probanden schlechtere Ergebnisse in den Tests erzielten, als zuvor. Zwar kann anhand dieses Befundes darauf geschlossen werden, dass sich Zucker durchaus negativ auf die Gedächtnisleistung auswirkt, doch gilt dies, wie anhand der Studien gezeigt werden konnte, nur durch einen exorbitanten Zuckerkonsum. So mussten die Ratten beispielsweise sechs Wochen lang jeden Tag die Fruktoselösung anstelle von Trinkwasser konsumieren und auch Overman et al. (2017) führten die Studie über Jahre. Dem gegenüber lässt sich hinzufügen, dass durch den zuvor beschriebenen Motivations-/Belohnungskreislaufs davon ausgegangen werden kann, dass Zucker durchaus einen positiven Effekt auf die Lernfähigkeit hat, da durch die erhaltene Belohnung eine größere Motivation vorliegt sich weiter mit der Wissensaneignung zu befassen. Trotz dessen sollte hier die Richtlinie der WHO mit einbezogen werden, dass die empfohlene Tagesdosis bei einem Erwachsenen mit normalem Body Mass Index bei 25 Gramm liegt. Denn, wie oben erläutert, scheint ein sehr hoher Konsum über einen längeren Zeitraum negative Folgen für den Hippocampus zu haben.

# 5 LITERATURVERZEICHNIS

## 5.1 Buch mit einem Autor

Esch, T. (2014). *Die Neurobiologie des Glücks.* (2. vollständig überarbeitete Auflage). Stuttgart: Georg Thieme Verlag KG.

Grimm, H.-U. (2003). *Die Ernährungslüge.* München: Droemer Verlag.

Grimm, H.-U. (2013). *Garantiert Gesundheitsgefährdend.* München: Droemer Verlag.

Yudkin, J. (1972). *Pure, White and Deadly: How Sugar is Killing Us And What We Can Do To Stop It.* Great Britain: Penguin Books Ltd.

## 5.2 Buch von zwei bis sechs Autoren

Rimbach, G., Nagursky, J. & Erbersdobler, H. F. (2015). *Lebensmittel-Warenkunde für Einsteiger.* (2. Auflage). Berlin Heidelberg: Springer-Verlag.

Stegemann, C.A. & Davis, J.R. (2007). *Zahnmedizin und Ernährung.* München: Urban & Fischer Verlag.

Yudkin, J. & Lustig, R. (2012). *Pur Weiss Tödlich.* Lünen: systemed Verlag.

## 5.3 Artikel, Kapitel aus einem Sammelwerk

Roth, G. (2012). Möglichkeiten und Grenzen von Wissensvermittlung und Wissenserwerb. In R. Caspary (Hrsg.), *Lernen und Gehirn.* (S. 54-70). Hamburg: Nikol Verlag

## 5.4 Artikel in einer Online-Zeitschrift

Agrawal, R. & Gomez-Pinilla, F. (2012). 'Metabolic syndrome' in the brain: deficiency in omega-3 fatty acid exacerbates dysfunctions in insulin receptor signalling and cognition. *The Journal of Physiology, 590(10)*, 2485-2499. Zugriff am: 15.11.2018. Verfügbar unter https://physoc.onlinelibrary.wiley.com/doi/full/10.1113/jphysiol.2012.230078

Beilharz, J.E., Maniam, J. & Morris, M.J. (2015). Diet-Induced Cognitive Deficits: The Role of Fat and Sugar, Potential Mechanisms and Nutritional Interventions. *Nutrients, 7(8).* Zugriff am 11.11.2018. Verfügbar unter https://www.mdpi.com/2072-6643/7/8/5307/htm.

Francis, H.M. & Stevenson R.J. (2011). Higher reported saturated fat and refined sugar intake is associated with reduced hippocampal-dependent memory and sensitivity to interoceptive signals. *Behavioral Neuroscience, 125(6)*, 943-955. Zugriff am 11.11.2018. Verfügbar unter http://psycnet.apa.org/buy/2011-24000-001

Kerti, L.A., Witte, V., Winkler, A., Grittner, U., Rujescu, D. & Flöel, A. (2013). Higher glucose levels associated with lower memory and reduced hippocampal micro-structure. *Neurology, 81(20)*. Zugriff am 13.11.2018. Verfügbar unter http://n.neurology.org/content/81/20/1746

Micha, R., Rogers, P.J. & Nelson, M. (2011). Glycaemic index and glycaemic load of breakfast predict cognitive function and mood in school children: a randomised controlled trial. *British Journal of Nutrition, 106(10)*, 1552-1561. Zugriff am 13.11.2018. Verfügbar unter https://www.cambridge.org/core/journals/british-journal-of-nutrition/article/glycaemic-index-and-glycaemic-load-of-breakfast-predict-cognitive-function-and-mood-in-school-children-a-randomised-controlled-trial/7FCB610094FBEBC12BAA783C95ED90B1

Overman, M.J., Pendleton, N., O'Neill, T.W., Bartfai, G., Casanueva, F.F., Forti, G. et al. (2017). Glycemia but not the Metabolic Syndrome is Associated with Cognitive decline: Findings from the European Male Ageing Study. *The American Journal of Geriatric Psychiatry, 25(6)*, 662-671. Zugriff am 13.11.2018. Verfügbar unter https://www.sciencedirect.com/science/article/pii/S1064748117301963?via%3Dihub#!

Volkow, N.D., Wang, G.-J., Fowler, J.S. & Telang, F. (2008). Overlapping neuronal circuits in addiction and obesity: evidence of systems pathology. *The royal society publishing*. Zugriff am 12.11.2018. Verfügbar unter http://rstb.royalsocietypublishing.org/content/363/1507/3191

## 5.5 Leitlinien

World Health Organization (WHO). (2015). (Hrsg.), *Guideline: Sugars intake for adults and children*. Geneva. Zugriff am 17.11.2018. Verfügbar unter: http://www.who.int/nutrition/publications/guidelines/sugars_intake/en/

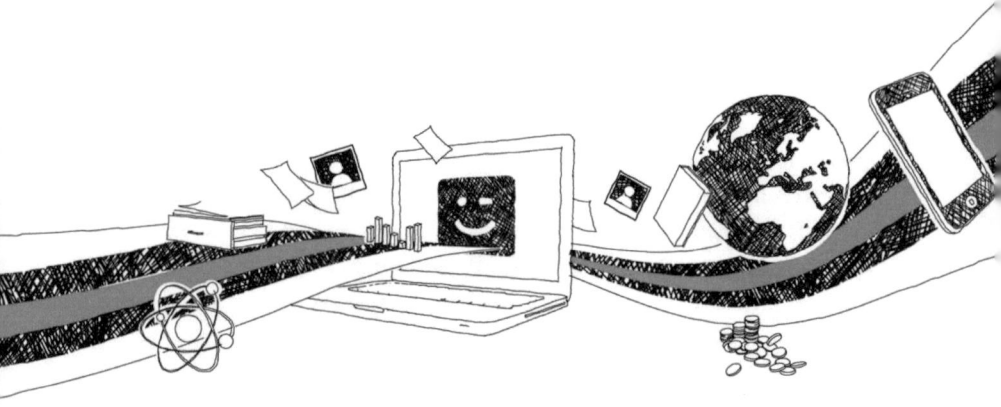
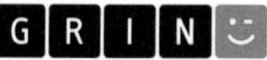